PRONTO SOCCORSO NATURALE

SEMPLICE MINI GUIDA
DA TENERE
A PORTATA DI MANO

AVVERTENZA

L'aromaterapia è una disciplina con basi scientifiche. I suggerimenti contenuti in questo libro allo scopo di utilizzarla al meglio non intendono in alcun modo sostituirsi al consulto medico.

Si raccomanda caldamente di utilizzare gli oli essenziali esclusivamente per uso esterno.

ALCHIMIA PER IL CORPO E LA MENTE

Gli antichi lo sapevano. Conoscevano il valore, il potere, la razionalità, le attraenti, accattivanti e sensuali proprietà e benefici degli oli essenziali. La medicina, la religione e la magia si fondevano in una "gestualità" che si modificava di volta in volta esprimendosi in modi diversi.

Nella mitologia greca si racconta che il primo olio di bellezza fu inventato da Afrodite e da lei regalato a Pandora, la prima donna alla quale tutti gli dei fecero un dono. C'era un profondo e stretto legame tra la bellezza di Afrodite e il profumo, e lo ritroviamo nelle vicende di un altro personaggio mitologico; Faone, eroe dell'isola di Lesbo. Si narra che Faone fosse un traghettatore di mediocre bellezza, vecchio e povero. Un giorno, travestita da vecchia, traghettò a sua insaputa Afrodite, a cui non chiese nulla per l'attraversamento. La dea, per ricompensarlo, gli diede un vasetto di alabastro pieno di un dolce balsamo, consigliandogli di ungersi il corpo tutti i giorni. Faone, così fece e diventò in tal modo uno degli uomini più belli di tutta l'isola, amato dalle tutte le donne e soprattutto dalla poetessa Saffo. Ecco il legame che fece della splendida e generosa Afrodite una dispensatrice di magici oli profumati che avevano il potere di preservare, rigenerare o addirittura resuscitare.

Per gli antichi aspirare il profumo era al contempo salute, bellezza ed energia divina. Di olio odoroso, <u>myron</u> in greco, già parlarono alcuni poeti del VII secolo a.C. come ingrediente d'amore, di piacere sensuale, di elevazione dello spirito: dai bagni di Nefertiti, nelle cui vasche galleggiavano migliaia di fiori di gelsomino, a quelli altrettanto leggendari di Poppea, dai rituali curativi di balneazione dei Greci ai fasti dei romani. Per tutte le preparazioni delle ricette si usavano dei sacchetti di mussola ricolmi di erbe, spezie e fiori accuratamente selezionati, che venivano utilizzati per medicare, disinfettare, guarire gli ammalati, per purificare gli ambienti chiusi e i locali in cui vivevano feriti e infermi, per profumare le case e per la conservazione di cibi e bevande o anche per renderle più gustose e prelibate.

Nelle funzioni religiose, quando con cerimonie propiziatorie volevano ingraziarsi i favori degli Dei che ritenevano capaci di scatenare il furore del mare, della terra e del cielo, oltre alle offerte di rito utilizzavano enormi quantità di fiori e piante che bruciavano per le fumigazioni; questo rituale era di fondamentale importanza, una comunicazione con il Divino a cui solo i sacerdoti potevano accedere.

Le donne adoperavano gli oli per profumarsi; le egiziane usavano un piccolo cono di grassi solidificati impregnato di essenze e lo posizionavano sopra una parrucca scura. Durante il giorno, con il calore del corpo, il cono lentamente si scioglieva, colando e impregnando di queste gradevoli fragranze i capelli, le spalle, i vestiti.

Ai tempi dei romani, invece, le donne del popolo usavano essenze come menta, origano e timo miscelate con grassi animali, mentre le nobildonne si avvalevano di costose acque aromatiche alla violetta, al giglio, al loto, al gelsomino e alla rosa; inoltre solevano farsi fare massaggi a base di miele e olio con l'aggiunta di rosa e cannella, o incenso e mirra, o sandalo e resine balsamiche.

Durante il Rinascimento, i profumieri italiani, e più precisamente quelli della città di Firenze, divennero il centro mondiale dei profumi, grazie a donne come Caterina Sforza, Lucrezia Borgia, Caterina de' Medici, che con il loro sapere e le loro esigenze indussero a creare ricette di bellezza e fragranze armoniose e sensuali.

Con l'avvento della chimica queste pratiche caddero nell'oblio, per poi essere riscoperte verso gli anni '30 dal chimico francese René Maurice Gattefossé che era particolarmente interessato alla doppia azione sia cosmetica che medica degli oli essenziali sulla pelle, di cui scrisse articoli e libri. Un medico francese, il dottor Jean Valnet, lesse il libro scritto da Gattefossé e ne rimase positivamente colpito, tanto che provò ad utilizzare le essenze per la disinfezione di ambienti e la cura delle ferite durante la seconda guerra mondiale. Cominciò poi a divulgare l'utilizzo degli oli essenziali ai colleghi e alle sue allieve, Marguerite Maury e Micheline Arcier, le quali portarono in Inghilterra la loro esperienza che fu molto apprezzata anche a palazzo reale.

In quegli anni anche in Italia i dottori Renato Cayola e Giovanni Gatti pubblicarono vari articoli relativamente all'effetto delle essenze sul sistema nervoso. Le studiarono ed eseguirono numerose misurazioni sul loro effetto stimolante o sedativo, sulla frequenza respiratoria, la circolazione e la pressione del sangue e sul loro potente effetto germicida.

Il prof. Paolo Rovesti dell'Università di Milano pubblicò uno studio agli effetti psicologici delle essenze e le utilizzò su pazienti affetti da depressione e isteria. Sperimentò diverse miscele. Per la cura della depressione provò ad esempio una composizione di gelsomino, sandalo, arancia, verbena e limone; per gli stati d'ansia utilizzò invece neroli, cipresso, petit grain, limetta, rosa, violetta e maggiorana.

Oggi l'aromaterapia suscita l'interesse di medici e ricercatori, ma anche di profani o semplicemente di persone sensibili al proprio benessere. In Inghilterra è divenuta materia d'insegnamento in molte scuole e viene anche applicata in alcune cliniche.

Dal punto di vista scientifico, la terapia basata sugli oli essenziali è una disciplina relativamente recente, collegata a precise metodologie e a rigorose ricerche di laboratorio. Infatti molte delle moderne medicine contengono principi attivi estratti da piante e fiori, così come i cosmetici, che aiutano a mantenere giovane la pelle e a tonificarla.

OLI ESSENZIALI

Gli oli essenziali sono sostanze "chimiche" naturali, volatili e profumate; sono l'anima e il cuore, l'essenza della pianta, che contiene principi attivi e informazioni energetiche che la contraddistinguono da tutte le altre.

Queste sostanze prodotte dalla pianta sono concentrate nei fiori, foglie, rami, rizomi, radici, frutti, bacche, gomme resine, semi, scorza degli agrumi, corteccia, legno, bulbi. Diventano oli essenziali quando vengono estratti dalla pianta per mezzo di distillazione o altre forme di estrazione.

Non esistono due piante da cui si ricavi lo stesso identico aroma, come non esistono due piante aventi le stesse proprietà; tuttavia a volte dalla stessa pianta possono essere estratti vari tipi di olio essenziale, come nel caso della pianta dell'Arancio Amaro: dalla scorza del frutto si ricava l'olio essenziale di arancio amaro, dalle foglie il petit-grain e dal fiore il neroli.

L'olio essenziale è un amalgama complesso di composti organici, miscele chimiche (aldeidi, chetoni, fenoli, ossidi, monoterpeni e sesquiterpeni, alcoli, ecc..) e molecole aromatiche con importanti proprietà farmacologiche che, anche se naturali, sono da utilizzare in maniera appropriata poiché possono essere tossiche.

Le essenze, finché sono ancora intatte sulla pianta, cambiano spesso la loro composizione chimica a seconda della stagione e dell'ora del giorno, ed è per questo che la raccolta delle piante destinate all'estrazione dell'olio essenziale deve avvenire in determinati orari. La quantità di essenza presente in una pianta varia dallo 0,01% al 10% e anche oltre, a seconda delle varie tipologie di piante, della stagione e dell'ora del raccolto, come pure del clima, del terreno e dei metodi di coltivazione.

Gli oli essenziali sono sostanze molto labili, definite "oli" pur non avendo niente in comune con gli oli di origine vegetale; hanno una densità inferiore all'acqua e possono essere aggiunti solo a grasso vegetale, olio, alcol, miele o altro solvente.

I loro componenti chimici naturali hanno la capacità di impedire lo sviluppo e la moltiplicazione di microrganismi infettivi o patogeni. Impiegati nei massaggi e nelle inalazioni, esercitano una forte azione preventiva: i globuli bianchi subiscono un'azione stimolante tale da sollecitare l'organismo a rafforzarsi e di conseguenza a difendersi da solo dalle infezioni; fluidificano il sangue e la linfa, ripuliscono i vasi sanguigni, i reni, il fegato, la vescica biliare e le articolazioni; sollecitano gli organi responsabili dell'eliminazione delle sostanze tossiche (reni, ghiandole sottocutanee, intestini) a liberare il corpo dalle tossine e dagli scarti.

Il delicato, persistente e fragrante profumo che emana dagli oli essenziali sollecita principalmente il sistema nervoso, producendo notevoli risultati psichici. Dal nervo olfattivo, che è in connessione con l'apparato respiratorio, l'aroma raggiunge direttamente il sistema limbico (che fa parte dell'area più antica del cervello), il quale percepisce gli impulsi elettrici provocati dagli odori e viene indotto a produrre sostanze neurochimiche come l'encefalina, la serotonina, l'adrenalina e le endorfine, con differenti benefici risultati:

ENCEFALINE: Calmano il dolore; possono indurre un senso di benessere e provocare stati di felicità fino all'euforia.

ENDORFINE: Sono sedative del dolore e al contempo stimolanti sessuali;

SEROTONINA: Calma e rilassa;

ADRENALINA: Stimola e sveglia.

METODI DI ESTRAZIONE

I metodi per estrarre l'olio essenziale dalla pianta sono vari e la scelta è determinata dalle caratteristiche della pianta o del tessuto che contiene l'olio essenziale, dalle sue proprietà fisiche, dai tempi di raccolta della pianta, ecc..

I tre metodi principali sono: distillazione a vapore – spremitura a freddo – enfleurage o estrazione con solventi.

Distillazione a vapore: è l'estrazione per eccellenza, effettuata sia dalla grande industria che da chi lo fa per hobby in piccoli laboratori.

E' il metodo estrattivo più usato per la maggior parte degli oli essenziali ed è anche l'unico, rispetto ad altri, in cui l'acqua è l'unica sostanza che entra in contatto con la pianta e le essenze, non lasciando quindi alcun residuo negli oli estratti poiché non è miscelabile con gli stessi.

Il procedimento è anche piuttosto semplice. Le parti sminuzzate della pianta vengono poste su una griglia sopra un contenitore in cui bolle l'acqua. Il vapore acqueo, salendo, scioglie le particelle odorose che vengono convogliate in una serpentina refrigerante.

Il distillato viene raccolto in un altro recipiente in cui viene a trovarsi quindi l'olio essenziale e l'idrolato o acqua aromatica; l'olio essenziale, essendo più leggero dell'acqua, viene facilmente raccolto con un apposito imbuto separatore o bottiglia fiorentina o beuta.

La distillazione a vapore è un'arte: ci vogliono anni di esperienza per conoscere bene la temperatura, la pressione e i tempi che occorrono per ogni essenza, dato che è possibile distillare sia dalla pianta secca che da quella fresca. Un bravo distillatore sa che con le piante aromatiche si ottengono i migliori risultati; i loro periodi di lavorazione sono ben precisi e variano a seconda della delicatezza e freschezza del raccolto. Comunque anche i tempi intercorrenti tra la raccolta e la distillazione del prodotto devono essere brevissimi, in certi casi quasi nulli. Questo per mantenere il massimo beneficio che si può trarre da ogni pianta aromatica per via del fatto che ognuna di esse ha degli orari di raccolta ben precisi, ossia quando la pianta è più ricca di olio essenziale e il suo principio attivo è al massimo.

Spremitura a freddo: viene effettuata solo per gli agrumi, la cui essenza è contenuta nella buccia, come si può vedere anche a occhio nudo. Si utilizza una pressa meccanica a freddo, sminuzzando e pressando le bucce e aggiungendo poca acqua; la mescolanza di olio e acqua viene poi separata con una centrifuga, facendo attenzione di non raggiungere temperature elevate perché andrebbero persi alcuni dei componenti essenziali. Gli agrumi utilizzati devono comunque provenire da agricolture biologiche, altrimenti anche le sostanze tossiche possono passare nell'olio essenziale.

Enfleurage o estrazione con solventi: era un metodo utilizzato da Persiani, Egizi e Indiani per ottenere le fragranze più delicate come la Tuberosa e il Gelsomino. La metodologia era piuttosto semplice: si spalmava il grasso animale su apposite graticole spargendovi i petali dei fiori a più riprese e sostituendo i petali appassiti ogni due giorni con petali freschi. Questo procedimento poteva durare qualche settimana, fino a quando il grasso aveva assorbito tutto il profumo dei fiori. Ne derivava una pomata densa e satura di profumo, che si poteva utilizzare al naturale o come base per unguenti. Per ottenere da questo tipo di piante un olio essenziale meno dispendioso sia in termini di costi che di tempo, recentemente si è dato inizio all'uso di solventi chimici come etere di petrolio, esano, e tetracloruro di metile. Questi solventi vengono poi quasi totalmente eliminati tramite un successivo processo di lavorazione che porta alla formazione della "concrete". A sua volta la concrete viene disciolta in alcol etilico a gradazione elevata, ottenendo così *l'assolute* della pianta al 50%, cioè un olio essenziale forte e profumato che può essere utilizzato in aromaterapia e solo per uso esterno. Comunque questi due oli essenziali, Gelsomino e Tuberosa, sono essenze molto costose, anche e soprattutto per l'abnorme quantitativo necessario di petali di gelsomino, tuberosa, damascena ecc.. e la poca resa in oli essenziali che ne deriva.

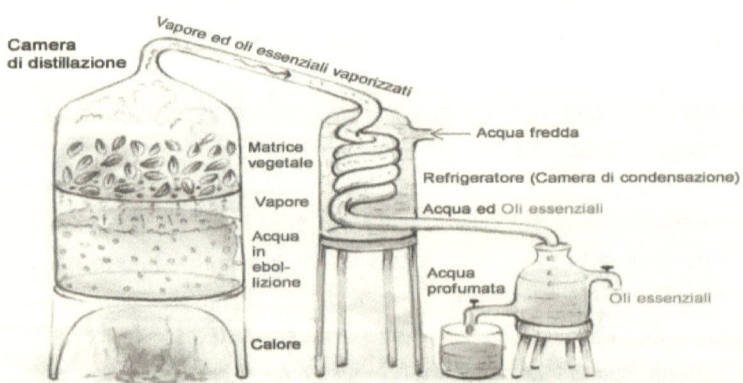

PROVENIENZA GEOGRAFICA
RESA E COSTI

Prima di acquistare gli oli essenziali, sarebbe opportuno avere qualche piccola nozione che ci possa guidare in una scelta consapevole. Gli aspetti da valutare sono molteplici: vediamo quali.

Geografia: così come i vini, anche gli oli essenziali hanno la Regione o il Paese di produzione, poiché la loro composizione dipende dal clima e dal terreno. E' fondamentale chiedere sempre la provenienza degli oli essenziali, prestando particolare attenzione a quelli che arrivano dai Paesi in guerra o dove c'è stata la guerra, e da alcuni Paesi o Regioni in via di sviluppo, dove purtroppo si usano ancora sostanze nocive come il DDT. Ha molta importanza anche la Regione o area di produzione. Prendiamo ad esempio la *lavanda*: quella migliore arriva dalle zone montane del sud della Francia, gli *agrumi* dall'assolata Sicilia e il *mirto* dalla Sardegna.

Resa: le piante da cui provengono gli oli essenziali hanno bisogno di cure e trattamenti differenti a seconda della loro tipologia; da alcune piante si ottiene più olio essenziale in termini di resa, da altre meno; basti pensare che per ottenere un kg di olio essenziale di rosa occorrono da 3.5 a 5 tonnellate circa di fiori. Per la raccolta è molto importante considerare il *tempo balsamico*, ovvero il momento in cui nelle erbe e nelle piante è presente il più alto quantitativo di principio attivo. Ad esempio, per la lavanda ciò che fa la differenza non è la quantità bensì il tempo e l'ora della raccolta, che va eseguita nei mesi di luglio e agosto, alla calura del mezzogiorno, momento in cui la pianta è più ricca di olio essenziale. Il gelsomino invece va raccolto a mano da giugno a novembre dalle 6 di mattina alle 10 massimo, deposto in cesti di vimini e portato immediatamente in laboratorio per la lavorazione *dell'assoluta*.

Costo: anche il costo è un elemento variabile; dobbiamo infatti considerare che alcune piante provengono dal nostro Paese, altre da Paesi europei e altre ancora dall'altra parte del mondo. Tutto ciò ovviamente influenza il prezzo di ogni essenza, che può modificarsi anche a seconda dell'annata, del tipo di produzione e del quantitativo di fiori che occorrono per ottenere 1 litro di essenza. Ad esempio, per il gelsomino la quantità minima si aggira su 8 milioni di fiori freschi (ossia circa 1000 chilogrammi di fiorellini) per ottenere circa un chilogrammo di olio essenziale; e dato che la raccolta di questo fiore viene fatta dall'alba fino alle prime ore del mattino (quindi in un brevissimo lasso di tempo), in una giornata un raccoglitore può cogliere a mano fino a 15.000 fiori. Quindi, se il prezzo all'ingrosso è di circa € 11.000, facendo un rapido calcolo (senza aggiungere l'IVA, il trasporto e altri costi che influiscono sul prodotto prima che venga messo in vendita al dettaglio) sicuramente chi vende 5 ml di olio essenziale di gelsomino a € 10 o € 20 vi sta vendendo un prodotto adulterato. Così è per altre essenze come i vari tipi di rosa, melissa e neroli. Alcune essenze fra le più costose vengono spesso miscelate con altre più economiche, per rendere più competitivo il mercato. In questo caso si parla di sofisticazione, un procedimento che altera le proprietà curative dell'essenza, modificandole o addirittura riducendole. Inoltre, un'azienda che vende oli essenziali e che propone prezzi uguali per le varie essenze, sicuramente non vende oli puri ma diluiti, a volte anche con aggiunta di alcol per aumentarne la profumazione.

Etichetta: deve essere ben leggibile e recare, oltre al nome in italiano dell'olio essenziale, anche il nome latino della pianta di appartenenza, la scritta "olio essenziale puro al 100%" e il numero del lotto di appartenenza. Occorre anche osservare come sono conservati gli oli essenziali, perché il calore, la luce, l'aria e l'umidità possono deteriorarli; quindi devono sempre essere tenuti in contenitori scuri (possibilmente di colore marrone perché filtra meglio i raggi UV), chiusi ermeticamente e riposti in ambienti freschi e asciutti.

METODI PER L'APPLICAZIONE
DEGLI OLI ESSENZIALI

Le essenze non vanno mai assunte pure. Solo due tipi di olio essenziale, risultati non tossici, si possono in alcuni casi utilizzare puri: la lavanda e il tea Tree. Tutti gli altri, avendo un'alta concentrazione e potenza, produrrebbero irritazioni e pertanto vanno sempre diluiti in emulsionanti grassi, meglio se di origine naturale.

L'utilizzo degli oli essenziali assunti in maniera corretta rappresenta un metodo efficace e gradevole per molte situazioni e disturbi; al contrario, un loro utilizzo eccessivo risulterebbe essere controproducente, con risultati di rifiuto da parte sia del nostro corpo (irritazione) che della psiche (insofferenza).

Gli oli essenziali penetrano nell'organismo con molta rapidità e con varie modalità (massaggi, inalazioni, fumigazioni). La *fumigazione*, è l'arte più antica dell'aromaterapia; si usa per disinfettare e sterilizzare gli ambienti in cui sono presenti dei malati, per aiutare a concentrarsi nello studio, per alleggerire l'ambiente di lavoro, per rilassarsi a fine serata; le *manipolazioni* aiutano a distendere le tensioni accumulate durante la giornata; e un semplice *massaggio* rilassa la mente. I metodi per l'applicazione sono diversi. Eccone alcuni:

Impacco caldo: per le coliche biliari, ascessi, mal d'orecchio, dolori mestruali. In due litri di acqua calda aggiungere 4/6 gocce di olio essenziale, immergervi una pezzuola e applicarla sulla zona interessata finché persiste il calore.

Impacco freddo: per febbre, scottature solari, mal di testa, punture d'insetti. In un litro di acqua fredda aggiungere 4/6 gocce di olio essenziale e applicare la pezzuola sulla zona interessata.

Olio vegetale tiepido: adatto per collo, viso, spalle, schiena, contratture, lussazioni, crampi, dolori articolari. A un cucchiaio da tavola di olio vegetale aggiungere 2 gocce di un olio essenziale adatto al caso e applicare con un leggero massaggio sulla zona da trattare. In caso di scottature si può utilizzare olio essenziale di lavanda puro sulla zona interessata. Per disinfettare tagli si può utilizzare sulla ferita olio essenziale di tea tree puro.

Vaporizzazione, suffumigi: per problemi bronchiali e raffreddori: sciogliere 3/5 gocce di olio essenziale respiratorio in 'acqua calda ma non bollente; chiudere bene gli occhi, coprire la testa con un asciugamano di spugna e respirare profondamente. Questo tipo di inalazione non è assolutamente consigliata a chi soffre di asma bronchiale; in questi casi è più utile l'inalazione a secco, ossia 3/4 gocce di olio essenziale respiratorio su un fazzoletto e inspirare profondamente più volte. Questo può essere anche un ottimo aiuto da utilizzare durante lunghi viaggi in auto.

Bagni caldi rilassanti (meglio alla sera): gli oli essenziali devono sempre essere aggiunti a un emulsionante naturale tipo panna, miele, sale marino, o a un sapone liquido con ph neutro e senza profumazione; diluirvi 10/15 gocce di olio essenziale e rilassarsi.....

Profumatori ambientali, bruciatori d'essenze: per creare l'atmosfera più adatta al nostro stato d'animo è sufficiente qualche goccia di olio essenziale e l'aria cambierà. Può essere utile anche qualche goccia su un fazzoletto da mettere sopra al termosifone o davanti alla bocchetta della ventola in auto per alleggerire l'aria.

Quello che è meglio, anzi decisamente opportuno **NON** fare con gli oli essenziali, è di utilizzarli in presenza di allergie, di usarli puri, di utilizzarli nelle vaporizzazioni se si soffre di asma bronchiale, di utilizzare certi oli essenziali che sono tossici per i bambini e le donne incinte.

L'uso **esclusivo** di **oli essenziali naturali**, **non trattati** e **non creati sinteticamente** in laboratorio, può aiutarci nel sostenere il nostro organismo, soprattutto il fegato, che ha la funzione di metabolizzare gli alimenti assimilati, componendo alcune sostanze e sintetizzandone altre.

Al contrario, le sostanze sintetiche, le finte essenze, non sono d'aiuto per accrescere le nostre forze vitali e il processo di autoguarigione che è in noi.

IL CAMMINO DEGLI OLI ESSENZIALI
NEL CORPO

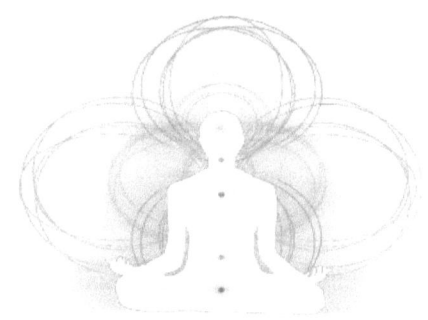

BOCCA	PELLE	POLMONI	NASO	NADI (*)
↓	↓	↓	↓	↓
STOMACO	LINFA	BRONCHI	CERVELLO	CORPO SOTTILE
↓	↓	↓	↓	
INTESTINO TENUE	SANGUE	ALVEOLI BRONCHIALI	SISTEMA NEUROVEGETATIVO	
↓	↓	↓	↓	
INTESTINO CRASSO	TESSUTO MUSCOLARE	SANGUE (ERITROCITI)	ORMONI	
↓	↓	↓	↓	
RETTO	SANGUE	ARTERIE - VENE	SFERA EMOZIONALE	
	↓	↓		
	ORGANI	ORGANI		
	↓	↓		
	POLMONI - VESCICA	PELLE - VESCICA - RENI - POLMONI		

*Nadi in sanscrito è il simbolo di un canale immaginario attraverso il quale si suppone che passi l'energia vitale

ARNICA

L'arnica montana è uno di quei prodotti che, per le sue svariate qualità e proprietà, viene utilizzato per molteplici scopi. E' il rimedio per eccellenza da tenere nel kit del pronto soccorso a casa e in viaggio.

Appartiene alla famiglia delle Asteracee. E' un'erba medicinale, o meglio un fiore medicamentoso che assomiglia alla margherita, ma il suo colore è giallo-arancione. Il tempo perfetto per la raccolta è nel cuore pieno dell'estate, quando il sole infonde alla pianta il suo massimo calore regalandole il tempo balsamico migliore per lo sviluppo dei suoi principi attivi. E' nei mesi di luglio e agosto che il verde dei campi d'alta montagna della Russia meridionale e dell'Europa è puntinato dal colore di questo fiore pronto per la raccolta e la lavorazione.

L'arnica è conosciuta per le sue proprietà antinfiammatorie, antidolorifiche e analgesiche. La si può trovare in commercio sotto forma di gel, pomata e olio, con diverse concentrazioni di principio attivo. Il gel di solito viene adoperato nella fase acuta del trauma, mentre la pomata o l'olio sono più utilizzati per favorire il riassorbimento dell'ematoma. L'applicazione del prodotto deve avvenire sul derma integro, per via della tossicità dell'arnica.

È utilizzata nella cura di fratture, contusioni, distorsioni, lussazioni, slogature, artrosi cervicale e dolori muscolari e per contrastare il torcicollo. La composizione dei suoi principi attivi è ottima anche per lenire le contratture e stimolare i muscoli o per alleviare i dolori alla schiena dovuti a stiramenti. E' anche un perfetto antireumatico.

È il rimedio ottimale per chi pratica sport: nei casi di traumi durante gli allenamenti ma anche prima di iniziare l'attività sportiva un leggero massaggio aiuta a scaldare il muscolo e a prevenire gli strappi; dopo l'allenamento invece, previene le contratture.

Oleoito di arnica.

Occorrente : un barattolo sterilizzato – fiori secchi di arnica – olio di oliva – olio di mandorle dolci - una boccettina di vetro scuro.

Mettere i fiori secchi nel barattolo, fino a oltre la metà della sua capienza; aggiungere l'olio d'oliva fino a copertura dei fiori; aggiungere infine l'olio di mandorle fino a riempimento del barattolo. Chiudere e lasciar macerare per un mese al buio e in un luogo fresco, ricordandosi di agitare il barattolo una volta al giorno per evitare la formazione di muffe. Trascorso il mese filtrare la prima volta con un colino e la successiva con una garza. Versare l'olio ottenuto nella boccetta di vetro scuro e utilizzare all'occorrenza.

EUCALIPTO

Eucalptus globulus - Mirtacee

Il re della respirazione!

Il suo nome deriva dal greco "Eucalyptos" che significa "eu" (bene) e "kalyptos" (nascosto) cioè ben chiuso; infatti, i boccioli dei fiori sono celati, protetti da una membrana dalla quale il fiore si libera quando si apre; le sue foglie sono simili a una lama di pugnale e raggiungono i 15/30 cm di lunghezza; hanno un colore tra il verde, il grigio e l azzurro, ed è lì, nelle foglie, che sono presenti i principi attivi della pianta. Vengono quindi essiccate e conservate per la preparazione di infusi da bere, suffumigi, caramelle balsamiche o pastiglie per la tosse e il raffreddore, oltre che per la distillazione dell'olio essenziale. Per il suo alto e robusto fusto, è anche utilizzata come pianta negli allestimenti protettivi frangivento, e il suo legno è impiegato nella fabbricazione della carta o come legna da ardere. Esistono circa 600 tipi di questa pianta, che è una delle più alte del mondo: può raggiungere i 150 metri di altezza, superando perfino la sequoia californiana che arriva ad essere alta sui 100 metri o poco più. La varietà più usata nella medicina è l'eucalyptus globulus, che arriva a un'altezza di circa 100 metri. Quest'albero cresce molto in fretta e assorbe una gran quantità d'acqua, il legno è molto resistente, non marcisce e resiste ai parassiti, le sue radici hanno un sistema altamente radicante e particolarmente drenante che lo ha reso in passato un eccellente strumento di bonifica per i terreni paludosi e malsani.

Così come asciuga i suoli paludosi, l'eucalipto asciuga anche le nostre vie respiratorie "umide", rafforzando in questo modo il nostro sistema immunitario. La sua azione è particolarmente benefica per l'apparato respiratorio; l'olio essenziale contiene infatti prevalentemente un ossido (eucaliptolo) a cui si deve l'azione mucolitica, espettorante e decongestionante, accompagnato dai monoterpeni che svolgono un'azione antispasmodica, sedativa della tosse e balsamica. L'olio essenziale e il cineolo da esso estratto, sono utilizzati nella preparazione di prodotti per l'inalazione e l'igiene, di shampoo antiforfora per via della sua azione fortificante ed equilibrante del cuoio capelluto, e di preparati antireumatici per il suo effetto antidolorifico e antinevralgico. In caso di affezioni delle vie respiratorie con tosse e febbre, bronchite, sinusite e influenza, l'eucalipto contribuisce ad abbassare la temperatura, a calmare la tosse e a decongestionare le mucose delle vie aeree, stimolando la respirazione, favorendo la soluzione e l'espettorazione del catarro e calmando l'eccessiva irritazione. Pertanto, le vie di applicazione di questo olio (bagni, unzioni, frizioni) sono esterne ed efficaci non solo per le vie respiratorie ma anche per il trattamento di dolori muscolari e reumatici. Può essere utile un bagno caldo aromatico (5 gocce da versare nella vasca, senza esagerare altrimenti l'effetto anziché benefico e rinfrescante sarebbe di brividi di freddo e fastidioso), frizioni alcoliche (due gocce diluite in un cucchiaio d'alcol o acqua di colonia), o unzioni con olio vegetale a livello del torace, suffumigi, gocce nasali (all'1% in olio di mandorle), diffusione nell'ambiente mediante umidificatore o diffusore; anche il nebulizzarlo nell'aria di una stanza è una raccomandazione valida ed efficace, anzi è un consiglio da seguire più volte al giorno per prevenire infezioni da virus; la frizione della pianta dei piedi con due gocce d'olio diluito in un po' d'alcol o d'olio vegetale ha un effetto benefico e stimolante sulle difese dell'organismo all'esordio di una malattia da raffreddamento.

Qualunque sia la sua via di utilizzo, l'olio essenziale di eucalipto viene eliminato in gran parte attraverso i polmoni, il che giustifica il suo interesse nelle affezioni respiratorie.

Nelle medicazioni di piaghe, scottature, tagli, ustioni lo si può tranquillamente utilizzare perché oltre a disinfettare efficacemente la zona interessata favorisce la riparazione delle cellule epiteliari; nell'herpes labiale è utile in associazione con la melissa; per i pidocchi, in abbinamento con l'olio di oliva, ha un effetto pesticida naturale e sicuro per il cuoio capelluto; nei casi di dolori reumatici e cefalea un leggero massaggio di olio di eucalipto diluito in olio vegetale migliora il flusso circolatorio; diffuso nell'ambiente nei momenti di stanchezza mentale contrasta stress e apatia.

Poiché si tratta di un olio potente, dall'odore piuttosto penetrante, si consiglia di utilizzarne solo poche gocce e di non applicarlo sulla pelle del viso, né inalarlo puro direttamente dal naso, poiché potrebbe risultare fastidioso soprattutto in soggetti particolarmente sensibili. Per questo motivo non è da utilizzare in caso di problematiche catarrali nei bambini, per le quali si preferiscono oli più delicati come mirto o lavanda. In realtà, quest'essenza non ha un profumo prettamente "delizioso" e anzi il suo effluvio viene associato a quello dei medicamenti e dell'ospedale; numerose medicine infatti ne contengono l'estratto, poiché il potere curativo di questa pianta è vasto e svariato.

Geografia: originario dell'Australia, gli Aborigeni utilizzavano le sue foglie per curare le febbri e le infezioni. E' diffuso nelle regioni tropicali e subtropicali, dove viene coltivato abbondantemente per drenare i terreni attraverso le radici, mentre le foglie nutrono i koala, provvedendo così al loro nutrimento e all'apporto d'acqua necessario alla loro sopravvivenza. Appartiene alla famiglia delle Mirtacee che raggruppa centinaia di specie, tra cui l'Eucalyptus globulus, albero dal fusto liscio che in Italia raggiunge i 90 metri di altezza. È una pianta mellifera che viene bottinata dalle api, consentendo loro di produrre abbondante miele fortemente balsamico. L'olio essenziale viene estratto dalle sue foglie per distillazione in corrente di vapore. I suoi componenti sono: eucaliptolo, 1,8 cineolo, pinene, limonene, aldeidi, polifenoli, flavonoidi, tannini.

Proprietà: balsamico, espettorante, febbrifugo, ossigenante bronchiale, anticatarrale, battericida, antisettico, analgesico, mucolitico, calmante della tosse e della febbre.

Indicazioni: emicranie da carenza d'ossigeno, infezioni urinarie molto forti, reumatismi forti causati da tossine e stafilococco; in 20 minuti uccide il 70% dei batteri in diffusione da ferite purulente, setticemia. Stimola l'attività cardiaca, calma tutti i tipi di tosse, abbassa la temperatura in caso di febbre alta; in associazione con la melissa cura l'herpes labiale.

Atossico. A dosi alte danneggia i reni (60 gocce). Non utilizzare sui bambini prima dei 4 anni.

Energia sottile: aiuta ad equilibrare l'alto e il basso, la mente e il corpo, attraverso il lavoro profondo che agisce sul plesso solare e sulla respirazione. Soccorre il senso di responsabilità verso il mondo in armonia con le aspettative del cuore. E' una doccia fredda per chi cade facile preda dell'eccitazione. L'olio essenziale d'eucalipto stimola le facoltà logiche e permette di recuperare concentrazione e freschezza nei momenti di disordine e torpore.

Armonizza: con limone, lavanda, verbena, melissa, maggiorana, ginepro, menta, niauly, cajeput, canfora.

Alcuni pratici consigli:

Per inibire la proliferazione del virus del raffreddore: nebulizzare nell'aria un'emulsione al 2% di olio essenziale d'eucalipto. In alternativa, versare qualche goccia di olio essenziale anche nel bruciatore di essenze, nell'umidificatore o vaporizzatore per disinfettare l'aria e migliorare la respirazione.

Suffumigi o fumenti: in un recipiente mettete dell'acqua calda ma non bollente, versatevi 5/6 gocce d'olio essenziale di eucalipto e, coprendo la testa con un ampio asciugamano, respirate profondamente il vapore che sale, almeno per 5 minuti. Ricordate di tenere gli occhi chiusi e di non fare suffumigi o fumenti se soffrite di asma bronchiale; in questo caso è meglio mettere su un fazzoletto 2 gocce di eucalipto e inspirare profondamente. Per raffreddore, sinusite, bronchite.

Tosse: effettuare un massaggio a livello del plesso solare con 2 gocce di eucalipto disciolte in un cucchiaio di olio vegetale tiepido, fino a completo assorbimento. L'olio tiepido penetra più facilmente e migliora la respirazione e il riposo notturno.

Mal di gola: con 2 gocce di eucalipto in un bicchiere di acqua tiepida fare dei gargarismi 2 o 3 volte al giorno fino a miglioramento.

Febbre da abbassare velocemente: fare un impacco freddo ai polpacci bagnando una pezzuola in acqua fredda in cui avrete diluito 5/6 gocce di eucalipto. Ulteriore alternativa : frizionare torace e schiena con 2 gocce di essenza disciolte in un cucchiaio di alcol.

Contratture o dolori reumatici: in oleoito di arnica o in olio base aggiungere rosmarino + eucalipto e massaggiare.

Dolori reumatici e cefalea: ottimo è un massaggio locale eseguito con 4 gocce di eucalipto + 4 gocce di lavanda + 2 di menta in 50 ml di oleoito di arnica o olio vegetale.

Pidocchi: per ottenere un pesticida naturale, miscelare in olio d'oliva qualche goccia di eucalipto, quindi massaggiare bene tutto il cuoio capelluto e dietro le orecchie. Lasciare agire per 5 minuti, poi lavare con shampoo adatto.

Capelli grassi: qualche goccia di eucalipto nello shampoo neutro regola il sebo nel cuoio capelluto, oltre a rendere i capelli morbidi e brillanti.

Repellente per gli insetti, soprattutto per le zanzare: 5 gocce nel bruciatore d' essenze nella stanza dove si soggiorna; oppure diluire qualche goccia in una crema neutra o in olio vegetale e applicarla sulla pelle come repellente.

Herpes labiale: 1 goccia su cotton fioc e tamponare. Per aumentarne l'effetto si consiglia di miscelarlo con olio essenziale di melissa.

LAVANDA

Lavandula officinalis, L. angustifolia, L. hybrida – Labiate

La pianta dai mille usi.

Esistono 5 diverse varietà di lavanda: Lavanda extra (Officinalis Angustifolia), Lavanda Fine (Officinalis Vera o Angustifolia var. Delphinensis), Lavanda a Ciuffo (Lavandula Stoechas), Lavanda Spigo (Lavandula Latifolia o Spica) e Lavandino (Lavandula Hybrida).

La Lavanda Vera, Extra o Selvaggia, in gergo "*Lavandula Officinalis*" cresce nei terreni più pietrosi e inospitali, ad un'altezza che va fra i 900 e i 1800 metri. Non teme le temperature torride dell'estate né le temperature rigide invernali. Ogni anno nei mesi di luglio e agosto, quando il vento porta la sua fragranza così intensa da stordire sopra le valli dell'Alta Provenza, arrivano i raccoglitori che, con le loro piccole falci tagliano gli steli, sotto la calura del mezzogiorno, quando la pianta contiene più olio essenziale. In questo modo la raccolta è si più faticosa e difficile, ma le piante non si danneggiano e l'anno successivo ricresceranno di nuovo robuste e vigorose. La Lavanda Officinalis fornisce, dal punto di vista terapeutico, un olio essenziale molto pregiato e potente, molto costoso e difficile da reperire in commercio; invece la "Lavandula Hybrida" meglio conosciuta come Lavandino, cresce in estese coltivazioni in zone pianeggianti e l'olio essenziale che si estrae è il più diffuso ed economico, ma con meno proprietà terapeutiche, ottimo però per uso esterno, ossia per bagni, massaggi, vaporizzazioni, unguenti o profumi.

Il suo nome deriva dal latino "lavar", che suggerisce l'idea della purezza e della freschezza, entrambe caratteristiche importanti del suo incomparabile profumo. Ha qualcosa di inviolato e vergine, come se potesse lavare via le impurità del corpo e dell'anima. La sua fragranza dà un senso di grande apertura mentale che favorisce a lasciare andare via i pensieri fissi e a rinfrescare le teste calde; i pensieri diventano più liberi ma anche più precisi, le decisioni vengono prese da una posizione di maggiore equilibrio; aiuta ad abbandonare i pensieri ricorrenti per potersi finalmente rilassare. È un olio che si colloca tra Yin e Yang, è equilibrato e può neutralizzare le influenze esterne.

È adatto per quelle persone che esagerano sempre ma che in realtà sono solo alla ricerca di equilibrio.

In psicoterapia è usato per la cura del nervosismo, disturbi del sonno, stress, depressione, malinconia, e negli stati di paura e di eccitabilità. Agisce sul sistema nervoso come un rigenerante in grado al tempo stesso di calmare e tranquillizzare; ha il potere di agire sempre in modalità opposte; se si è stanchi rinfresca, se si è nervosi tranquillizza.

La lavanda "tonifica i nervi", calma, favorisce il sonno, ma allo stesso tempo combatte la debolezza ed è vivificante. Pianta mercuriana, è indicata per il trattamento di tutti quegli squilibri legati allo stress che si manifestano con insonnia, cefalea, innalzamento della pressione arteriosa, palpitazioni, spasmi digestivi. La medicina antroposofica consiglia di versare qualche goccia di olio essenziale nella vasca da bagno o sul cuscino per poter così ricontattare sé stessi a tutti i livelli ritrovando le percezioni sottili che molto spesso la mente soffoca con i sui continui bisbigli, frastuoni, mormorii. Si può anche utilizzare nel diffusore per aromi, per massaggi rilassanti di riflessologia plantare o anche per fare una leggera frizione dietro la nuca e intorno alle orecchie.

Un bagno aromatico alla lavanda, di sera, al termine di una giornata lavorativa, aiuta a lasciar decantare e riequilibrare tutte le stimolazioni ricevute nel corso della giornata, ritrovando la pace della mente e il contatto con sé stessi. Agevola anche ad addolcire un carattere troppo impulsivo ed irruente e, diffusa nell'ambiente, ad appianare i contrasti, a creare un'atmosfera distesa, migliorare l'umore e alleviare lo stress. In presenza di mal di testa o nervosismo, due gocce di lavanda massaggiate in corrispondenza delle tempie, dei polsi e della nuca alleviano il dolore e la tensione. Gli effetti rilassanti dell'olio essenziale possono favorire le persone che praticano la meditazione a raggiungere livelli più profondi di raccoglimento. E' uno dei pochi oli essenziali che può essere usato puro. Utilizzata come profumo personale, attraverso la pelle diffonde intorno alla persona un messaggio di freschezza e spiritualità.

Per la sua delicatezza la lavanda rientra tra le essenze che possono essere impiegate per i bambini (per uso esterno ed in piccola quantità): per bagnetti e massaggi rilassanti, per favorire il sonno, per impacchi durante episodi febbrili, per unzioni al torace in presenza di tosse e influenza, per applicazioni cutanee in caso di punture di insetti, per la liberazione nell'ambiente con il diffusore di aromi o l'umidificatore.

Riconosciuta come antispasmodica, questa essenza produce un rapido effetto calmante sulle contrazioni di ogni genere: gastrointestinali, genitali e muscolari; per il cuore è un eccellente tonico che riporta in equilibrio il battito alterato da aritmie e tachicardie. Nei dolori mestruali è ottima massaggiato sulla zona lombare e sul basso ventre (da evitare se le mestruazioni sono abbondanti); nelle infezioni genitourinarie si possono fare dei lavaggi interni con essenza di lavanda e tea tree (circa 4 gocce in mezzo litro di acqua depurata).

Hildegarda di Bingen, la Santa Erborista del Medioevo, consigliava la lavanda per favorire lo sviluppo di un carattere conciliante.

Il Dottor R.M. Gattefossè, uno dei padri della moderna aromaterapia, descrisse in modo efficace e persuasivo l'effetto antisettico e antidolorifico di quest'olio; un giorno nel suo laboratorio si procurò una bruciatura piuttosto seria a una mano; per rinfrescarsi la immerse in un contenitore pieno di liquido che conteneva essenza di lavanda; il dolore passò presto e la bruciatura guarì velocemente senza lasciare cicatrici. Il suo particolare potere disinfettante e riepitelizzante è fortemente valido nei casi di ustione, applicando subito l'olio essenziale puro come primo soccorso e rinnovandolo via via più volte nell'arco della giornata.

Valnet lo consiglia come rimedio d'emergenza nei casi di punture di insetti, vespe, api e anche nelle punture di ragni, vipere o serpenti e anche come cura integrativa perché neutralizza il loro veleno.

Sulla pelle ha numerosi impieghi per via della sua azione antisettica e rigenerante dei tessuti. Infatti, risulta essere un rimedio veloce e generale anche per ferite e piaghe, eritemi solari o allergici, eczemi e dermatiti, verruche o micosi; in questi casi si utilizza in associazione a tea tree o timo in parti uguali, anche per contatto diretto sulla zona interessata.

Nell'antichità i persiani, i greci e i romani bruciavano la lavanda per purificare l'aria nelle camere dei malati, mentre le donne mettevano rametti freschi fra la biancheria per profumarla, abitudine ancora attuale, tanto che possiamo trovare la sua inconfondibile profumazione di pulito negli armadi, nei cassetti e nei bauli, dove per altro le tarme non lo sopportano.

Geografia: ha origine nell'Europa meridionale e occidentale ed è una pianta tipica della macchia mediterranea; la miglior qualità si ottiene dalla Lavanda vera, volgarmente detta Selvaggia o Spontanea che cresce nei terreni montagnosi e assolati dell'Alta Provenza ad un'altezza che va dagli 800 ai 1000 mt., su un terreno che ha un buon contenuto di calcare. Il suo arbusto è un sempreverde a fusti eretti, foglie grigio-verdi e fiori raggruppati in piccole spighe che vanno dal viola al blu violetto intenso. Le coltivazioni più diffuse delle altre varietà di lavanda si possono trovare in tutte le Alpi Marittime, in Spagna, Inghilterra, Italia e Portogallo, in zone calde e ventose e con terreni silicei. L' olio essenziale si ottiene distillando in corrente di vapore i fiori freschi appena fioriti. I suoi componenti sono: linalolo, acido ursolico, flavonaidi, linalolo, acetato di linolile, limonene, cineolo, canfora, tannini, alfa-terpineolo, geraniolo, landulolo, esteri, aldeidi e chetoni, cumarine e altri 170 componenti circa.

Proprietà: analgesico, antidepressivo, antispastico, antisettico, antitossico, anti-velenoso, antinfiammatorio, cicatrizzante, decontratturante muscolare, ipotensivo nervino, sedativo, sudoriparo, repellente per insetti, antimicotico,

Indicazioni: calmante del sistema nervoso centrale, combatte l'ansia e l'insonnia, cura l' alopecia da stress, le cicatrici da acne, ustioni, ferite, eczemi, dermatiti, fistole anali, gonorrea, leucorrea, emicranie, pressione alta, nevrastenie, paralisi, ipertensione, epilessia, asma, diarrea, pertosse, calma le scottature da esposizione ai raggi solari (da sola o miscelata con geranio) ed è ottima per il parto. Tende anche ad abbassare la pressione.

Pur essendo atossica, non è da utilizzare in presenza di ciclo abbondante, né in alte dosi in quanto avrebbe un effetto stupefacente (es. 40 gocce).

<u>Energia sottile</u>: l'essenza di lavanda lava e depura mente e spirito, interviene per trasformare in positivo tutti i pensieri negativi, oltre a lavorare a livello organico per annullare qualsiasi veleno. È l'olio che aiuta ad arrivare a profondi stati di meditazione.

In astrologia la lavanda è l'essenza legata al segno dell'Ariete; addolcisce il carattere impulsivo e irruente, elimina i contrasti e allontana i pericoli, crea intorno alla persona un'aura dolcemente luminosa, attraendo energie esterne favorevoli.

<u>Armonizza:</u> con quasi tutti gli oli essenziali, in modo particolare con agrumi, rosa, geranio, salvia, neroli e patchouli.

<u>Alcuni pratici consigli:</u>

Attacchi di asma: lavanda + incenso; versare 3-4 gocce sul fazzoletto e inalare.

Nervosismo da volo e claustrofobia: 1 o 2 gocce su un panno umido da passare sulla fronte e sulle tempie.

Stress: lavanda + rosmarino o arancio dolce, in massaggio, diffusore d'aromi, inalazioni a secco.

Disinfettante delle vie interne della donna: far bollire mezzo litro di acqua, oppure usare acqua di rose, aggiungere 5 gocce di olio essenziale e fare lavande a fine ciclo per un igiene più profonda, per combattere la candida o la cistite. Non utilizzare quest'olio quando il ciclo è abbondante, perché potrebbe accrescere ulteriormente il flusso; al contrario, se il *flusso è scarso* e lo si vuole aumentare, si può fare con esso un massaggio al ventre.

Per chi soffre di perdite: 1 goccia di olio essenziale sul salvaslip o aggiungerlo in 200 ml di liquido per lavande intime nella misura di 25-30 gocce di olio essenziale.

Cicatrici da acne o pelle grassa del viso: un paio di gocce su un batuffolo di cotone e passare sul foruncolo, aiuta a chiudere i pori. Si può anche miscelare con limone.

Mal di testa, pressione alta, insonnia: 2 gocce pure da massaggiare sulle tempie, polsi e nuca e inspirare profondamente. In caso di mal di testa frontale si possono fare impacchi freddi da applicare sulla fronte.

Crampi alle gambe e muscolari: 4-5 gocce direttamente sulla zona dolorante, quindi massaggiare.

In caso di **emorragie e piccoli tagli**: 1-2 gocce di puro olio essenziale prevengono le infezioni.

Punture di insetti, eritemi da meduse: 1 goccia, (pura per adulti, diluita in olio di mandorle dolci per bambini).

Per prevenire le piaghe da decubito: passare più volte al giorno la pelle delle zone a rischio con un panno imbevuto di acqua, aceto di mele e 2 gocce di olio essenziale di lavanda.

Per scottature solari: fare la doccia con bagnoschiuma neutro a cui si sono aggiunte delle gocce di olio essenziale di menta; brucerà molto, ma toglie il calore; poi ungere la scottatura con olio alla lavanda.

Pelle sciupata: lavanda e camomilla, in impacchi al viso o in crema neutra per il viso.

Scottature: in caso di piccoli incidenti casalinghi (da ferro da stiro, forno, acqua bollente, ecc.) bagnare la parte interessata con acqua fredda e poi versare gocce di lavanda pura sulla zona interessata. Ripetere più volte nell'arco della giornata. Aiuta a prevenire la formazione di fastidiose vesciche e il dolore diminuirà.

Pediluvi per sudorazione eccessiva, piedi stanchi o dolenti, insonnia: in acqua calda aggiungere sale marino e 4 gocce di lavanda. Tenere i piedi in ammollo finché l'acqua diventa tiepida.

Infiammazioni della pelle (soprattutto quella dei bambini, derivante da pannolino): lavorare un po' di burro di karité a cui aggiungere la lavanda, impastare bene e massaggiare dove c'è l'infiammazione.

Apparato respiratorio, influenza, bronchite, febbre, mal di gola: massaggiare la zona del torace con qualche goccia di lavanda in olio vegetale, oppure fare dei suffumigi, tra l'altro ottimi per calmare la tosse e la pertosse.

Pidocchi: alla sera 2 cucchiai di olio vegetale di germe di grano più 10 gocce di olio essenziale di lavanda; massaggiare la testa, poi pettinare i capelli con un pettine a denti metallici strettissimi. Asciugare con un phon caldo. La mattina seguente fare lo shampoo e pettinare i capelli con pettine a denti fitti. Si può mettere 1 goccia di olio essenziale dietro le orecchie.

Shock o svenimenti: inalare l'aroma di lavanda , oppure metterne 1 goccia sul plesso solare.

Mani screpolate a causa del freddo o dei detersivi: burro di karitè lavorato con olio essenziale di lavanda; si può sostituire il burro di karitè con olio di oliva (1 cucchiaino + 4 gocce di lavanda). Massaggiare bene le mani in ogni punto, in modo da distribuire bene il prodotto, coprirle con un paio di guanti di cotone e tenerli per tutta la notte.

Mal d'orecchi : in 10 ml di olio di iperico aggiungere 30 gocce di lavanda. Applicare 2 volte al giorno 2 gocce di questa miscela nel padiglione auricolare.

Antiveleno nei morsi di vipera o punture di ragni velenosi: come primo soccorso prima di andare dal medico, versare diverse gocce di olio essenziale di lavanda laddove si è stati morsicati o punti. E' utile anche per i cani, soprattutto quelli che vanno a caccia.

Per cani e gatti

Antipulci e zecche: utilizzare un collare di stoffa, un cucchiaio di alcol e 2 gocce di lavanda + 1 di citronella, miscelare bene il tutto e immergere il collare di stoffa. Lasciarlo asciugare e farlo indossare al cane o al gatto. Ripetere l'operazione ogni 15 giorni.

Lozione anti-zanzare e anti-caldo: In 50 ml aceto di mele aggiungere 10 gocce di lavanda, agitare bene e con una pezzuola fare delle frizioni lungo il corpo dell'animale. Gli animali non amano essere spruzzati, quindi l'alternativa delle frizioni è un valido aiuto nelle giornate estive e calde. La miscelazione per il gatto deve essere di 20 ml di aceto di mele e solo due gocce di lavanda.

Dermatite o prurito: 50 ml di gel di Aloe vera a cui verranno aggiunte 20 gocce di lavanda, miscelare bene e travasare il tutto in una boccettina di vetro. Da applicare una volta al giorno nelle zone in cui il cane o il gatto si gratta più del solito.

Prevenire zecche, pulci: per il cane 2 gocce di lavanda sulla cute e massaggiare bene, per il gatto 1 goccia.

MENTA PIPERITA

Mentha piperita – Labiate

L'essenza fredda

Mentha! Secondo alcune leggende mitologiche diffuse nella tradizione greca, Mintha era il nome di una bellissima ninfa che viveva negli inferi e di cui Ade – dio dei morti – s'era perdutamente innamorato. Un giorno, Ade condusse nel suo regno Persefone per farne la sua legittima sposa; Mintha, sentendosi messa da parte e abbandonata, iniziò a urlare e a minacciare Persefone, affermando che lei sarebbe riuscita a riconquistare il suo amato Ade, poiché era molto più bella della futura consorte e che avrebbe cacciato dagli inferi la sua rivale. Demetra, sentendo che la ninfa Mintha minacciava Persefone, s'incollerì e la smembrò gettandola sulla terra. Ade, cercando di salvare il salvabile, la trasformò in una pianta profumata e dal buon odore, che in suo onore chiamò Mentha.

È una delle piante medicamentose che nel corso dei secoli è stata largamente utilizzata dalla farmacopea per disturbi legati allo stomaco, all'apparato respiratorio e come analgesico. Ippocrate – padre della medicina – e Galeno – medico greco antico - la prescrivevano anche come rimedio per la nausea, l'inappetenza, la digestione e per rinvigorire lo spirito o anche per alleviare i mal di testa. Nelle campagne la si utilizzava per proteggere i cereali e gli alimenti stipati nei magazzini dai topi e da altri animali; a tale scopo si usava mettere i rametti di menta tutto intorno ai sacchi, mentre nelle case, in previsione di lunghi periodi di assenza, si aveva l'abitudine di spargerne le foglie sul pavimento in modo che il suo profumo eliminasse l'odore stantio e allontanasse gli insetti.

In natura esistono molti tipi di menta per la facilità con cui le piantine si ibridano spontaneamente tra di loro. Queste sono: Mentha Aquatica, Mentha Arvenis, Mentha Pulegium, Mentha Spicata, Mentha Viridis, ma non tutte hanno le stesse proprietà terapeutiche. Sono piante composte da tante molecole e la concentrazione delle stesse varia a secondo di alcuni fattori ambientali: un tipo di menta cresce in pieno sole o in ombra, un'altro può crescere ad altezze di 500 metri s.l.m. o in zone di bassa collina; quindi, ognuna di essa è distinta e diversa da un'altra per il suo contenuto di componenti chimici naturali, ma la varietà più conosciuta, più diffusa, più utilizzata e di qualità migliore è la Menta Piperita. E' anch'essa un ibrido della Mentha Aquatica e della Mentha Viridis, scoperto e coltivato in Inghilterra nel 1696. L'uso enorme che si fa di questa piantina e le continue richieste, oltre alla sua semplicità nel coltivarla, ha fatto nascere, oltre che in Inghilterra, anche in Europa, India, Tasmania, U.S.A. le maggiori distese di piantagioni di Mentha Piperita. La richiesta più vasta viene dall'industria farmaceutica e cosmetica, dove il "mentolo", suo fondamentale principio attivo, viene isolato dall'essenza per essere utilizzato nella formulazione di moltissimi prodotti, dagli anestetici, dentifrici, collutori, disinfettanti, sciroppi ecc...., alla profumeria, dove è usata per apportare una nota di freschezza alle acque di colonia, eau de toilette, dopobarba, deodoranti, crema per gambe affaticate, ecc., .e all'industria dolciaria per caramelle, gomme da masticare, ghiaccioli ecc...Questo largo uso della "menta" ha fatto si che diventasse una profumazione troppo comune, quasi banale, ma che banale non è!

La menta ha molte proprietà tra cui tonica e stimolante generale; ma quelle più importanti riguardano l'apparato gastrointestinale per coliche, indigestione, diarrea, aerofagia, gonfiore addominale. In questi casi, la menta svolge un'azione rilassante sulla muscolatura liscia dell'intestino e facilita la fuoriuscita dei gas intestinali, stimolando la produzione della bile e il flusso biliare. E' quindi ottima in presenza di crampi, coliche, calcoli biliari, e nausea, anche quella mattutina; è anche efficace e non pericolosa nelle nausee da gravidanza. Essendo un ottimo antisettico e vermifugo è valida nelle leggere intossicazioni alimentari, infezioni virali e parassitosi. Nei casi di nausea e gonfiore, si può massaggiare la piega trasversa del polso con una goccia di olio essenziale diluito in un paio di gocce di olio di oliva fino a completo assorbimento e poi annusare per qualche minuto la profumazione.

Un'altra proprietà importante, e forse la più conosciuta, interessa i disturbi dell'apparato respiratorio, le manifestazioni come tosse, tracheite, bronchite, raffreddore, sinusite, influenza, catarro; in questi casi, per decongestionare e favorire l'eliminazione del muco, bastano poche gocce di olio essenziale di menta piperita per frizionare il corpo, oppure diluite in acqua calda per i suffumigi, aiutando così a ridurre i sintomi e liberare la respirazione; messe invece nel diffusore di aromi nell'ambiente in cui si vive per la maggior parte del tempo o nella stanza in cui si riposa, grazie alla sua azione antisettica ed espettorante, oltre che a disinfettare, alleggerisce l'aria e apre al respiro.

È un energico tonico e rinvigorente del sistema nervoso centrale, quindi, è più che un valido aiuto nei casi di mal di testa causato da stress eccessivo o eccessiva concentrazione e cali di pressione. E' anche un abile sostenitore nello stimolare la concentrazione (studenti sotto esame), e messa nella lampada per aromi aiuta a risvegliare la mente dal torpore. In alcuni Stati è utilizzata anche negli ambienti lavorativi per ridurre la fatica e aumentare l'attenzione mentale.

Per l'apparato muscolo-scheletrico, nelle situazioni di rigidità del collo, tremori muscolari, dolori nevralgici, artrite, colpo della strega, sciatica, qualche goccia di olio essenziale può essere un salutare aiuto per ridurre la sofferenza; si possono fare delle compresse calde da applicare sulla zona dolente miscelando una goccia di olio essenziale di menta piperita in aggiunta a due gocce di olio essenziale di lavanda; può anche essere utile effettuare dei massaggi per alleviare gli spasmi muscolari, facendo però attenzione a miscelare sempre l'olio essenziale di menta piperita con altri oli essenziali aventi le stesse proprietà. Questa sua azione antinfiammatoria, antisettica e analgesica è di aiuto anche nei mal di denti; inoltre, la sua caratteristica antipruriginosa può agire nelle dermatiti e nelle orticarie. E' bene ricordare, nei casi di mal di testa, emicrania, ecc., di non applicare mai la menta vicino alla zona perioculare.

Da tutto ciò si evince che la menta piperita è una sostanze molto versatile e utile, oltre ad essere facilmente reperibile sia come olio essenziale che come piantina. E' un rimedio naturale da tenere sempre con sé e da utilizzare nelle emergenze, mal d'auto o mal di mare, shock, svenimenti, cali di pressione, palpitazioni... All'occorrenza, qualche goccia su un fazzoletto, inspirare, e il sollievo sarà immediato.

L'olio essenziale di menta è uno di quegli oli che, assunto con una certa cura e parsimonia, dà ottimi e validi benefici e aiuto; al contrario, in dosi eccessive può provocare o aumentare gli stessi sintomi per cui viene utilizzata. Inoltre, deve essere sempre diluita con un olio vegetale o una crema base, senza mai superare la dose dell'1% rispetto al prodotto in cui la si diluisce. Non utilizzare nella zona vicina agli occhi, nelle parti intime, e durante le cure omeopatiche.

Per le sue proprietà disintossicanti e stimolanti è adatta sia per il drenaggio linfatico che per la cura della pelle, alla quale restituisce freschezza e colore. La sua "nota" fresca è un sollievo in quelle giornate di caldo torrido, afoso, in cui la pressione tende a calare e la spossatezza non dà tregua; oppure in menopausa, quando le vampate di caldo intenso si susseguono senza sosta: qualche goccia di olio essenziale su un dischetto di cotone imbevuto d' acqua e passato lungo tutta la colonna vertebrale, orecchie e polsi, e ti senti rinascere....

Geografia: pianta perenne con foglie lanceolate dentate e fiori rosa-lilla sterili, che si sviluppano in spighe terminali; è diffusa in tutte le zone temperate del globo. L'olio essenziale si estrae per corrente di vapore dalle foglie. Il colore varia dal giallo al verde chiaro e anche la profumazione può variare a seconda della provenienza geografica dell'essenza e del tipo di coltivazione. La menta piperita si differenzia dalle altre per il suo aroma fresco, pulito, leggermente legnoso, lievemente dolce con un ché di rotondo. Le essenze migliori in assoluto sono quelle coltivate in Italia e Inghilterra. Attenzione all'olio essenziale estratto dalla Mentha Pulegium proveniente dalla Spagna, Marocco e Tunisia, che ha effetti collaterali negativi. I suoi componenti sono: mentolo fino all'80%, esteri di mentolo che variano dal 5 al 20%, mentone, mentofurano, jasmone, alcoli, chetoni, ossidi, idrocarburi monoterpenici, esteri, sesquiterpeni ecc... E' quindi un'essenza estremamente complessa.

Proprietà: tonico, stimolante, antispasmodico, analgesico, antispastico, antisettico, colagogo (facilita la contrazione della vescica biliare permettendo il passaggio della bile nel condotto coledoco dell'intestino), cordiale, epatico, ossigenante, vasocostrittore; combatte le tossine e ha un potere battericida elevato; stimola il sistema nervoso, aumenta la concentrazione mentale, combatte le fermentazioni, stimola internamente il plesso solare, raffredda le teste calde.

Indicazioni: astenia, dispepsia, insufficienza gastrointestinale ed epatica, spasmi gastrici e coliche, intossicazioni gastrointestinali, emicranie e cefalee, asma, bronchite cronica, sinusite, ipotensione, nevralgie, pruriti, nausea, dolori muscolari, alitosi, sudorazione eccessiva, placca dentaria, mal di denti.

Energia sottile: nella sfera emozionale, la pianta della menta è legata al pianeta Mercurio, pianeta dell'intelletto e della comunicazione con il mondo esterno; stimola le facoltà della logica e rende i pensieri fluidi e chiari, donando lucidità mentale e linearità e favorendo la concentrazione.

Armonizza: con lavanda, limone, citronella, eucalipto, e con tutti i balsamici e agrumati.

Alcuni consigli pratici:

Sudorazione eccessiva: in estate, in menopausa o cali di pressione: in una bottiglietta da 30 ml con vaporizzatore aggiungere ad acqua depurata 10 gocce di olio essenziale di menta, e utilizzare all'occorrenza per abbassare la temperatura corporea o rialzare la pressione. Se è possibile, spruzzare quest'acqua di menta su tutta la colonna vertebrale fino alla prima cervicale, dietro le orecchie e sui polsi. L'effetto di ripresa e di remissione del senso di caldo è immediato.

Sensazione di addome gonfio, nausea anche da mal d'auto o mal di mare o gravidanza: una goccia di olio essenziale + 2 gocce di olio d'oliva da massaggiare sui polsi fino a completo assorbimento o finché la nausea non cessa; oppure una goccia di olio essenziale su una zolletta di zucchero e ingerire.

Coliche, spasmi, flatulenze : 1 goccia di menta su una zolletta di zucchero o in un cucchiaino di miele.

Coliche biliari : 3 gocce di menta in un cucchiaio di olio di oliva e applicare sulla zona dolente come se fosse un impacco.

Distorsioni : fare un impacco con argilla e 4 gocce di menta + 2 di limone. Lasciare agire per almeno 30 minuti, poi sciacquare. Si può sostituire l'argilla con unguento all'arnica.

Emicranie violente, cefalea, tensione alla nuca : 1 o 2 gocce pure sulle tempie o sulla testa o su tutto il collo. Sarebbe l'ideale aggiungere anche un massaggio con 1 goccia di menta alla zona riflessa del piede. Nei casi di mal di testa da vento fare un impacco con acqua fredda alla base della testa.

Raffreddore, sinusite, catarro, influenza: fare delle vaporizzazioni o suffumigi con acqua calda e qualche goccia di menta, occludendo gli occhi. Ottime anche le inalazioni a secco, ossia qualche goccia su un fazzoletto e inspirare più volte.

Cavo orale, bocca, alitosi, gola : in poca acqua aggiungere un pizzico di bicarbonato e 1 goccia di menta.

Compresse fredde per contusioni : 2 gocce di menta + 1 di eucalipto in acqua fredda e fare impacchi sulla zona dolente.

Scarsa attenzione in ufficio o nello studio : qualche goccia di menta nella lampada per aromi, oppure su un fazzoletto da tenere sulla scrivania.

Bagno estivo rinfrescante : in un bagnoschiuma neutro aggiungere 5 gocce di menta + 3 di bergamotto. Non utilizzare sulle parti intime.

Pediluvio per piedi stanchi, gonfi, accaldati – Pesantezza di stomaco: Aggiungere all'acqua calda un cucchiaio di bicarbonato o sale marino e 3 gocce di menta e tenere i piedi in ammollo finché l'acqua diventa tiepida.

Dopo aver utilizzato l'olio essenziale di menta lavarsi bene le mani per eliminarne le tracce.

Se l'olio essenziale è entrato in contatto con gli occhi, lavarli con latte freddo o ungerli con un olio grasso e poi lavarli con acqua fredda.

Non utilizzare l'olio essenziale di menta sul viso.

Tea Tree

Melaleuca alternifolia – Myrtacee

Olio essenziale prodigioso.

Nel 1770, il Capitano J. Cook sbarcò in Australia presso una zona costiera su cui cresceva un albero dalle foglie molto aromatiche, con le quali gli aborigeni facevano un infuso speziato che usavano come rimedio per tosse, lesioni, ferite, febbre. L'equipaggio di Cook lo bevve invece scambiandolo per un infuso rinfrescante e da ciò nacque il nome tea tree, ossia "Albero del tè" che tuttavia non ha niente a che vedere con il tea oil (l'olio essenziale estratto dai semi della Camelia sinensis), né con le foglie del tè che beviamo.

Melaleuca Alternifolia è il nome scientifico del tea tree, un albero non molto alto, con foglie alterne e glabre, che predilige i bordi dei fiumi e le zone paludose. Le sue foglie furono utilizzate per millenni dalle popolazioni aborigene a scopi terapeutici. Nel 1923 il Dr. A.R. Penfold, chimico e direttore del Museo Governativo della Tecnologia e Scienze di Sydney, diede inizio a uno studio sulle sue foglie e sull'attività antibatterica dell'olio essenziale in esse contenuto; fu però solo nel 1930 che sul Medical Journal of Australia, apparvero le prime dichiarazioni di un chirurgo che esaltava l'efficacia dell'essenza per la disinfezione delle ferite in chirurgia. Fu così che nel conflitto della II Guerra Mondiale i soldati australiani ebbero in dotazione una bottiglietta di olio essenziale di tea tree da utilizzare su ferite superficiali e abrasioni. Il tea tree oil, raccomandato come antisettico non irritante e non tossico, cominciò così ad essere commercializzato su vasta scala.

Nel corso degli anni, gli studi scientifici di vari ricercatori hanno confermato il particolare effetto antivirale, germicida, antifungino e antisettico di questa pianta, efficace anche nel contrastare il *Trichomonas vaginalis* e la *Candida albicans*. Gli effetti su queste due infezioni vennero studiati in tempi successivi da due medici che ottennero a loro volta ottimi risultati. Nel 1962 il dr. E.F. Pena, americano, condusse degli studi interessanti sul trattamento del Trichomonas vaginalis con l'olio essenziale di tea tree su 130 donne affette da questa infezione. La terapia ebbe successo e nessuna di queste 130 donne ebbe effetti collaterali nel corso o durante la terapia. Nel 1988 il dr. P. Belaiche studiò l'effetto della pianta sulla Candida Albicans (fungo che attacca la mucosa vaginale); dopo solo 30 giorni di trattamento 24 donne su 28 non accusavano più i tipici sintomi di bruciore e ad alcune era scomparsa del tutto la Candida Albicans.

Il tea tree è un antibiotico naturale, balsamico e con forti proprietà disinfettanti. Il suo uso è talmente vario che sarebbe opportuno averne sempre una boccetta con sé, soprattutto nei viaggi o quando si hanno in casa bambini/ragazzi o anche qualche "pelosone" a quattro zampe. Essendo un ottimo cicatrizzante, è molto utilizzato come antisettico nelle punture d'insetti, piccole ferite o tagli. Lo si adopera versando su un batuffolo di cotone qualche goccia di olio essenziale e trattando la parte interessata; in alcuni casi si può usare puro come disinfettante naturale, mettendone 1 o 2 gocce al massimo direttamente sulla ferita/taglio; per via della sua azione antimicotica e antibatterica, è un valido antidoto contro verruche o funghi, tamponando la zona attinente con un cotton fioc imbevuto di olio essenziale puro. E' anche un eccellente disinfettante del cavo orale, per sciacqui e gargarismi. Oltre a tutto ciò, è considerato un capace rimedio nei casi di cistite, funghi, streptococchi, acne, eczemi, psoriasi, infezioni micotiche croniche, infezioni del piede, e questo grazie all'alto contenuto di terpinene e all'azione sinergica dei suoi numerosi componenti chimici naturali. Ne è stata anche riscontrata l'assenza di tossicità e la perfetta tollerabilità generale, e infatti non crea problemi sulla cute né risultano effetti corrosivi sulle mucose. Oltre alla sua azione antibatterica, ha proprietà stimolanti delle difese organiche e tonificanti del sistema immunitario.

Geografia: originario dell'Australia, oggi è anche largamente coltivato dal gruppo Australian Oil, allo scopo di produrre più essenza. L'olio si estrae per distillazione dalle foglie; ha un odore forte, fresco, balsamico e leggermente pungente. I suoi componenti sono: idrocarburi, ossidi, alcoli mono e sesquiterpenici, terpineoli, cineolo, terpineni, oltre al viridiflorene

Proprietà: antibatterico, antifungino, antimicotico, antivirale, antinfiammatorio, disinfettante, cicatrizzante, depurativo.

Indicazioni: infezioni genito-urinarie da Trichomonas e da Candida, affezioni dermatologiche, acne, herpes, infezioni al piede, micosi delle unghie, alitosi, infezioni cutanee e del cavo orale, pidocchi, bromidosi (sudorazione eccessiva e maleodorante del piede), coadiuvante del sistema respiratorio.

Energia sottile: il tea tree è ottimo per aiutare a recuperare le energie fisiche e mentali perse nella fatica fisica quotidiana, nelle situazioni di stress o nei momenti di depressione. Usato nel bagno serale o nella lampada per aromi, rasserena la mente e allontana i pensieri pesanti creando un atteggiamento positivo. Un uso costante e quotidiano di quest'essenza fortifica e rinvigorisce, rendendoci veri combattenti sia dal punto di vista fisico che psichico.

Armonizza: con cedro, cipresso, lavanda, limone, rosmarino.

Alcuni pratici consigli

Punture di vespa : dopo aver estratto il pungiglione, è sufficiente una goccia di olio essenziale di tea tree + una di lavanda per ridurre in modo significativo edemi e dolore. Le applicazioni possono continuare, a distanza di un'ora l'una dall'altra, fino alla cessazione della fase acuta. Tuttavia occorre tener presente che, in caso di reazione allergica o di punture all'interno del cavo orale, naso e gola, è urgente recarsi al pronto soccorso. Nei giorni successivi sarà sufficiente applicare, due volte al giorno, una miscela di 4 gocce di olio essenziale di tea tree + 4 di lavanda + 4 di olio base.

Micosi dei piedi: sono utili dei pediluvi con bicarbonato a cui aggiungere 2 gocce di olio essenziale di tea tree + 4 di timo + 2 di eucalipto.

Cavo orale - afte, gengivite : preparare un collutorio aggiungendo ad acqua minerale qualche goccia di olio essenziale e fare gargarismi e risciacqui

Cuoio capelluto : qualche goccia di olio essenziale nello shampoo neutro per combattere la forfora o lenire le infiammazioni

Herpes labiale : 1 goccia su cotton fioc e tamponare

Sudorazione, ascelle maleodoranti : lavare il cavo ascellare con sapone a ph neutro a cui avremmo aggiunto qualche goccia di tea tree, sciacquare e tamponare. Passare come deodorante 2 gocce pure di tea tree + 2 di lavanda, sempre sotto il cavo ascellare.

Sciatica o infiammazione del piriforme (finta sciatica) : in un cucchiaino di burro di karité o gel di arnica aggiungere 2 gocce di tea tree + 2 di lavanda e massaggiare partendo dal sacro fino al gluteo dolorante scaldando la zona per la penetrazione del prodotto. Ripetere l'operazione 3 volte al giorno fino alla scomparsa dello spasmo.

Dolori muscolari e contratture : in oleoito di arnica o olio tiepido vegetale aggiungere qualche goccia di olio essenziale di tea tree e massaggiare la zona interessata. Si può utilizzare questa miscela anche come impacco tiepido.

Tagli, ferite, infezioni, infezione da meduse : 2-3 gocce pure di tea tree sulla zona da disinfettare.

Funghi, verruche : 2 gocce di tea tree su cotton fioc e tamponare

Candida, cistite, infezioni uro-genitali : semicupi in acqua tiepida con 4-5 gocce di tea tree.

COMPONENTI E PRINCIPI ATTIVI
DEGLI OLI ESSENZIALI

Alcuni componenti chimici che ritroviamo negli oli essenziali e che, lavorando in sinergia tra di loro, producono effetti salutari e benefici sul corpo e sulla mente.

Acidi: antisettici, febbrifughi, diuretici

Alcoli: antisettici, antivirali, lenitivi, antinfiammatori. Hanno una tossicità minima e questo fa si che possano avere un largo impiego e in maniera sicura. Si trovano nel tea tree e nella lavanda (questi sono gli unici oli essenziali che si possono usare anche puri)

Aldeidi: antisettici, sedativi

Chetoni: antisettici e stimolanti. La loro azione è molto forte, quindi vano utilizzati con cautela

Esteri: sedativi, antimicotici, antispasmodici

Fenoli: antisettici, antidolorifici, stimolanti, cicatrizzanti

Sesquiterpeni: antinfiammatori, immunostimolanti, lenitivi. Di solito questi componenti si trovano nei fiori

Terpeni: sono i componenti da cui spesso dipende il profumo della pianta e sono anche di diversi tipi. Il quantitativo che si trova all'interno dell'olio essenziale varia a seconda delle condizioni climatiche della stagione in cui è vissuta la pianta.

INDICAZIONI DEGLI OLI ESSENZIALI

Agitazione, nervosismo, stress: Lavanda

Asma: Lavanda, Menta

Astenia fisica e mentale: Menta, Tea tree

Bronchite: Eucalipto, Lavanda

Caldo, calore in menopausa, sudorazione: Menta

Cavo orale , ascessi, mal di denti: Lavanda, Menta, Tea tree

Cuore agitazione, debolezza cardiaca: Lavanda

Cuore palpitazioni: Menta

Depressione: Lavanda

Diarrea, dissenteria: Lavanda, Menta

Digestione: Menta

Eczemi: Lavanda

Emicrania, mal di testa: Lavanda, Menta

Febbre, influenza: Eucalipto, Lavanda, Menta

Fegato debolezza e /o ristagno: Menta

Fegato epatite: Lavanda

Ferite, tagli: Lavanda, Tea tree

Herpes labiale: Eucalipto, Lavanda, Tea tree

Infezioni delle vie urinarie: Lavanda, Tea tree

Infiammazioni: Lavanda, Menta, Tea tree

Insonnia: Lavanda

Mal d'auto: Menta

Mal d'orecchi: Lavanda

Mestruazioni scarse e dolorose: Lavanda

Pidocchi: Eucalipto, Lavanda, Tea tree

Pressione alta: Lavanda

Pressione bassa: Menta

Punture di insetti: Eucalipto, Lavanda, Menta, Tea tree

Raffreddore: Eucalipto, Lavanda, Menta, Tea tree

Reni infezioni: Eucalipto

Reumatismi: Eucalipto, Lavanda

Ristagno linfatico: Menta

Scottature: Lavanda

Shock: Lavanda, Menta

Bibliografia

A. Cattabiani, Florario Miti, leggende e simboli di fiori e piante. Milano, 2013

M. Bertona, Il grande libro dell'aromaterapia e aromacosmesi. Milano, 1988

S. Fischer-Rizzi, Profumi celestiali. Milano, 1995

M. Valussi, Il grande manuale dell'aromaterapia. Milano 2005

R. Tisseran, Manuale di aromaterapia.Roma 1982

F. Focaroli. I profumi. Milano, 2009

P. Grimal. Dictionnaire de la mythologie grecque et romaine. Milano, 1990

J. Bergonzoni. Bellezza naturale. Forlì 2001

www.ingramcontent.com/pod-product-compliance
Lightning Source LLC
Chambersburg PA
CBHW031336290526
45784CB00015B/3116